EXAMEN MICROSCOPIQUE

DU

SPERME DESSÉCHÉ SUR LE LINGE,

OU SUR LES TISSUS

DE NATURE ET DE COLORATION DIVERSES ;

PAR HENRI L. BAYARD,

Docteur en médecine de la faculté de Paris , ancien élève
des hôpitaux civils ; médecin expert des tribunaux.

—

MÉMOIRE

QUI A OBTENU LA MÉDAILLE D'OR

DU PRIX DE MÉDECINE LÉGALE PROPOSÉ POUR L'ANNÉE 1839,

PAR LA SOCIÉTÉ

DES ANNALES D'HYGIÈNE ET DE MÉDECINE LÉGALE.

On demandait à Newton comment il avait fait
toutes ses découvertes, il répondit : En cherchant
toujours , et en cherchant avec patience.
J'ai suivi ce conseil.
Si parea licet componère magnis.

AVEC UNE PLANCHE GRAVÉE.

❊

PARIS,

J.-B. BAILLIÈRE,

LIBRAIRE DE L'ACADÉMIE ROYALE DE MÉDECINE,

RUE DE L'ÉCOLE DE MÉDECINE, N° 17.

A Londres, chez H. Baillière, 219, Regent-Street.

1839.

EXAMEN MICROSCOPIQUE

DU

SPERME DESSÉCHÉ SUR LE LINGE,

OU SUR LES TISSUS

DE NATURE ET DE COLORATION DIVERSES ;

PAR HENRI L. BAYARD,

Docteur en médecine de la faculté de Paris , ancien élève
des hôpitaux civils; médecin expert des tribunaux.

——

MÉMOIRE

QUI A OBTENU LA MÉDAILLE D'OR

DU PRIX DE MÉDECINE LÉGALE PROPOSÉ POUR L'ANNÉE 1839,

PAR LA SOCIÉTÉ

DES ANNALES D'HYGIÈNE ET DE MÉDECINE LÉGALE.

On demandait à Newton comment il avait fait
toutes ses découvertes, il répondit : *En cherchant
toujours , et en cherchant avec patience.*
J'ai suivi ce conseil.
. . . *Si parva licet componere magnis,*

AVEC UNE PLANCHE GRAVÉE.

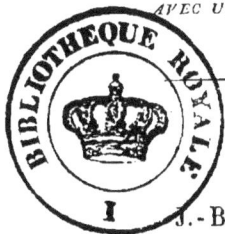

———○○○———

PARIS,

J.-B. BAILLIÈRE,

LIBRAIRE DE L'ACADÉMIE ROYALE DE MÉDECINE,

RUE DE L'ÉCOLE LE MÉDECINE, N° 17.

A Londres , chez H. Baillière, 219, Regent-Street.

1839.

EXTRAIT DES ANNALES D'HYGIÈNE PUBLIQUE.

(TOME XXII, 1re PARTIE.)

Ce journal, rédigé par MM. Adelon, Andral, Barruel, Chevallier, D'Arcet, Devergie, Esquirol, Gaultier de Claubry, Guérard, Keraudren, Leuret, Marc, Ollivier (d'Angers), Orfila, Villermé, est publié depuis 1829, tous les trois mois, par cahiers de 15 à 16 feuilles (250 pages, avec planches). — Prix de l'abonnement par année : à Paris ; 18 fr., et franc de port, pour la France, 21 fr.

A Paris, chez J. B. Baillière, libraire, rue de l'École-de-Médecine, n° 17.

IMPRIMÉ CHEZ PAUL RENOUARD, RUE GARANCIÈRE, 5.

RÉSULTATS DU CONCOURS

OUVERT PAR LES RÉDACTEURS

DES ANNALES D'HYGIÈNE PUBLIQUE ET DE MÉDECINE LÉGALE

POUR L'ANNÉE 1839. (1)

PRIX DÉCERNÉS.

Les rédacteurs des *Annales d'hygiène publique et de Médecine légale* ont décerné à M. Henri Bayard, médecin à Paris, le prix de médecine légale, proposé pour l'année 1839, consistant en une médaille d'or de la valeur de trois cents francs, pour son mémoire intitulé : *Examen microscopique du sperme desséché sur le linge ou sur les tissus de nature et de coloration diverses.*

Et à M. Riecké, Victor-Adolphe, médecin à Stuttgardt (royaume de Wurtemberg), une mention honorable et une médaille d'argent pour son mémoire intitulé : *De l'Influence des gaz putrides sur la santé de l'homme, et des lieux de sépulture considérés sous le rapport de la police médicale.*

PRIX PROPOSÉS.

Les mêmes rédacteurs proposent, pour l'année 1840 :

1° Deux prix de trois cents francs chacun, l'un sur une question d'hygiène publique; l'autre sur une ques-

---

(1) Voy. les *Annales d'hyg. et de Méd. légale*, tom. XXXI, p. 485.

1.

tion de médecine légale, laissant aux concurrens le choix des sujets qu'ils voudront traiter.

2° Un prix de la valeur de cinq cents francs sur la *Statistique des aliénés d'un des départemens de la France* (V. le programme de cette question, *Annal. d'hyg.*, tom. XIX, p. 499).

Et pour l'année 1841,

3° Un prix de la valeur de six cents francs sur la question suivante : *Faire connaître les moyens d'opérer la séparation des matières animales dans l'analyse des substances toxiques, minérales ou végétales.*

Les mémoires écrits, en français ou en latin, devront être remis à M. Leuret, rédacteur principal, avant le 1er janvier de l'année pour laquelle ils sont indiqués.

Seront chargés de l'examen des mémoires; pour l'hygiène publique : *MM. Andral, d'Arcet, Chevallier, Gaultier de Claubry, Guerard, Keraudren* et *Villermé;* pour la médecine légale : *MM. Adelon, Devergie, Esquirol, Leuret, Marc, Ollivier (d'Angers)* et *Orfila.*

AU LECTEUR.

La note insérée dans mon mémoire (page 14), par MM. les rédacteurs des *Annales d'hygiène*, m'a appris que M. le docteur *Ratier* avait annoncé dans le numéro de mars 1837, du *Journal de chimie médicale*, qu'en faisant macérer des linges tachés de sperme dans des verres de montre, et soumettant le liquide à l'examen microscopique, il avait réussi à y retrouver les zoospermes. J'ignorais entièrement ces recherches dont *la priorité* se trouve par conséquent acquise à M. le docteur Ratier. Si j'avais connu la note publiée par ce médecin, je n'en aurais pas moins continué mes expériences, dont la certitude se trouve confirmée par les recherches de M. le docteur Ratier, et par l'approbation que la Société des Annales d'hygiène a bien voulu donner à mon travail. Mais puisqu'il est fait mention (dans la même note, page 14) du mémoire de M. A. Devergie, publié au mois de janvier 1839, dans lequel cet auteur annonçait avoir retrouvé des animalcules spermatiques au milieu du liquide de la macération d'anciennes taches de sperme, je crois devoir exposer ici, les pièces d'une polémique qui, à mon grand regret, s'est engagée entre nous *au sujet de mes recherches*. J'ai l'espérance que les détails dans lesquels je vais entrer empêcheront M. Devergie de ranimer cette discussion, s'il doit un

jour publier une nouvelle édition de son ouvrage, et revenir sur ce débat.

Dans le courant du mois de novembre 1838, une expertise judiciaire dont je fus chargé, avec M. le docteur
Ollivier (d'Angers), me fournit l'occasion de me livrer
aux recherches qui font le sujet de ce mémoire; la nouveauté des résultats et leur importance médico-légale,
m'engagèrent à prendre date, et le 4 décembre 1838, j'a-
dressai la lettre suivante à M. le président de l'Académie
de médecine :

Monsieur le président,

« Je vous prie de recevoir en dépôt le paquet cacheté ci-joint que
j'ai l'honneur de vous adresser, et qui contient le détail des expériences
microscopiques et des procédés, à l'aide desquels je suis parvenu à constater la présence des animalcules spermatiques, sur des taches de sperme
desséché sur du linge depuis plusieurs jours, deux mois et même un an,
et sur des tissus de nature et de couleur très diverses.

Plusieurs observateurs s'occupant de ce mode d'investigation, j'ai cru
devoir consigner ici, dès aujourd'hui, le résultat des recherches qui me
sont propres. Je continue cette étude si importante dans ses applications médico-légales, et je me propose de communiquer à l'Académie
mes observations aussitôt que j'aurai terminé le travail que j'ai commencé. »

Agréez, etc. H. BAYARD. D. M. P.

4 décembre, 1838.

Je continuai mes expériences, et le 26 décembre, j'a-
dressai mon mémoire à la Société des *Annales d'hygiène
et de Médecine légale* pour concourir au prix proposé
pour la médecine légale.

Le 22 janvier 1839, j'adressai à l'Académie royale de
Médecine la lettre suivante, dont la réception fut annon-
cée, parmi les pièces de la correspondance, par M. le se-
crétaire perpétuel ; mais comme il s'était borné à en faire

une simple mention , et conséquemment sans donner une idée suffisante de son contenu, je l'adressai à la *Gazette des Médecins praticiens,* où elle fut insérée le 3o janvier 1839.

Monsieur le président,

Si l'on considère, souvent avec raison , les questions de priorité dans les sciences, comme n'étant agitées que par une rivalité personnelle, on n'envisagera pas de la même manière, la réclamation d'un jeune médecin, qui, au début de sa carrière, cherche à conserver le fruit de travaux encore peu nombreux , et dont la nouveauté peut constituer le principal mérite.

« Le 4 décembre dernier, j'adressai à l'Académie un paquet cacheté et une lettre par laquelle j'annonçais : *que j'étais parvenu, à l'aide du microscope, à constater la présence des animalcules spermatiques sur des taches de sperme desséché sur du linge, depuis plusieurs jours, deux mois et même un an, et sur des tissus de nature et de couleur très diverses.*

« Le 2o novembre, M. A. Devergie avait lu à l'Académie une note, dont il ne fit la remise, par oubli sans doute, que le 4 décembre, et dans laquelle il indiqua, comme signe de suspension pendant la vie, la présence des zoospermes dans le liquide extrait du canal de l'urètre; *cette note ne renfermait absolument aucune mention de recherches qu'il aurait faites dans le but de constater la présence de ces animalcules dans les taches de sperme desséché sur du linge.* Or, M. Devergie vient de publier dans le dernier numéro des *Annales d'hygiène* la note sur les signes de la suspension, qu'il avait lue à l'Académie , et c'est avec surprise que j'y trouve un paragraphe (page 17o), dans lequel ce médecin *dit avoir reconnu, à l'aide du microscope, les animalcules spermatiques dans des taches de sperme , existant depuis dix mois sur un linge.* Ce fait, en apparence de peu de valeur, est au contraire de la plus grande importance dans certaines expertises médico-légales; c'est ce fait que j'ai découvert, c'est ce résultat que j'annonçai dans ma lettre à l'Académie, le 4 décembre dernier, séance à laquelle M. Devergie *assistait, ainsi que moi.*

« Comme l'article que vient d'imprimer M. Devergie indique que les observations, qui y sont rapportées, ont été communiquées par lui à l'Académie, on pourrait conclure, d'après la date de sa lecture, que je me suis approprié un fait qu'il aurait déjà signalé ; c'est pour éviter une semblable interprétation que j'ai cru devoir réclamer auprès de l'Académie, pour bien établir que, dans sa communication du 20 novembre, M. Devergie n'avait aucunement parlé, quoiqu'il l'annonce d'une découverte dont je tiens à conserver la propriété, et à laquelle j'attache beaucoup de prix.

J'aurai l'honneur d'adresser prochainement à l'Académie le travail que j'ai terminé, et je demanderai alors l'ouverture du paquet cacheté qui accompagnait ma lettre. »

Agréez, M. le président, etc.   H. BAYARD, D. M. P.

22 janvier 1839.

La réponse de M. Devergie ne se fit pas long-temps attendre, elle est ainsi conçue :

A M. le président de l'Académie de médecine ,

« Le dernier numéro de la *Gazette des Médecins* contient une lettre de M. le docteur Bayard, adressée à l'Académie, dans sa séance du 22 janvier, et dont j'ignorais entièrement les termes.

Dans cette lettre, M. le docteur Bayard, tout en réclamant la priorité de la découverte des animalcules dans les taches de sperme de date ancienne, laisse à penser que j'ai pu m'emparer de cette observation et la publier dans les *Annales d'hygiène*, en janvier, après avoir entendu la lecture d'une lettre qu'il écrivait à l'Académie, le 4 décembre dernier, et dans laquelle il énonçait le fait.

« J'ai l'honneur de vous adresser une épreuve de l'imprimerie des Annales, portant en caractères d'impression la date de l'envoi, qui m'en a été fait. Elle contient textuellement la phrase que j'ai insérée dans le numéro des *Annales*, pour le mois de janvier 1839. Elle prouve que, dès le 20 octobre, le fait signalé par M. Bayard était, sinon publié par moi, au moins imprimé. Son ancienneté ne saurait être contestée, car elle comprend encore l'annonce de la découverte du cuivre et du plomb dans les organes, dont lecture a été donnée à l'Académie six semaines avant la lettre de M. Bayard.

D'où il résulte que, sans élever ici, comme l'a fait M. Bayard, une question de priorité, à l'égard de cette découverte, ce qui m'importe peu, j'avais le droit de publier, en janvier, une observation qui m'appartenait et que j'avais fait imprimer en octobre.

« La publicité donnée à des assertions si peu fondées et à des insinuations si peu convenables, vous engagera, sans doute, M. le président, à donner à l'Académie lecture de ma réclamation. »

Cette lettre fut également insérée dans la *Gazette des Médecins praticiens*, le 20 février 1839.

La correspondance menaçait d'être volumineuse, et la question scientifique se trouvait transformée par M. A. Devergie en question personnelle. Je ne voulus pas me laisser entraîner sur ce terrain, car je pensai :

1° Que si M. Devergie n'avait pas lu, le 20 novembre, un paragraphe qui était imprimé sur placard dès le 20 octobre, c'était sans doute un oubli de copiste, et que ce médecin n'attachait aucune importance à ce fait, puisqu'il avait jugé inutile de le soumettre à l'appréciation de l'Académie; que ce n'était d'ailleurs qu'une citation très courte, sans aucun exposé du mode d'expérimentation.

2° Qu'une fatalité malheureuse poursuivait certainenement M. A. Devergie, puisqu'une découverte ou un fait curieux étaient à peine publié qu'aussitôt on le voyait réclamer la priorité ou en contester l'importance ou les conséquences.

3° Qu'enfin M. A. Devergie, membre de la Société des Annales d'hygiène, et juge des mémoires adressés au concours, se récuserait aussitôt qu'il serait informé de l'envoi d'un travail sur les zoospermes, par le confrère, avec lequel une polémique s'était engagé à ce sujet, qu'il ne voudrait pas être *juge* et *partie* dans la cause.

Ces motifs me déterminèrent à mettre fin à ce débat, quoique j'eusse pu observer :

1° Que le mémoire de M. Devergie était écrit tout entier de sa main, et que le paragraphe incriminé par moi *n'existait pas*, comme je l'ai vérifié aux archives de l'Académie.

2° Que M. A. Devergie avait cru inutile de se récuser et qu'il s'était ainsi trouvé juge et partie dans sa cause.

Je ne répondis donc pas à la réponse de M. A Devergie, et la prolémique cessa.

MM. les rédacteurs des *Annales d'hygiène*, en accordant à mon mémoire le prix de médecine légale, ont largement récompensé mes efforts, et leur bienveillant encouragement me dédommage des contrariétés que j'ai pu éprouver.

De tout cet exposé, je conclus, mon cher lecteur, que si vous vous livrez à quelque étude et que vous attendiez que votre œuvre, soit complète pour la mettre au jour, il ne faut pas perdre courage si, dès son annonce, quelque souffle jaloux essaie de la ternir, vous n'êtes encore qu'au début de la carrière; oubliez vos veilles, vos fatigues après l'étude stérile, vos joies après le succès. Prenez des forces nouvelles, il vous reste à supporter encore bien des ennuis; quand à des joies... espérez-les.

Si vous avez déjà publié quelque travail qui ait mérité les suffrages des uns, et soulevé la critique des autres, vous connaissez, ainsi que moi, et mieux que moi, les plaisirs et les ennuis de la paternité scientifique.

Disons ensemble avec le bon Lafontaine :

> Patience et longueur de temps
> Font plus que force, ni'que rage.

H. B.

29 juin 1839.

EXAMEN MICROSCOPIQUE

DU SPERME

DESSÉCHÉ SUR LE LINGE OU SUR LES TISSUS

DE NATURE ET DE COLORATION DIVERSES.

AVANT-PROPOS.

Lorsque j'adressai ce mémoire à la société des *Annales d'hygiène et de médecine légale*, je le déposai avant le 1er janvier 1839, pour me conformer aux conditions du concours; mais je n'en poursuivis pas moins cependant mes recherches, afin de modifier mes procédés d'analyse, et constater la présence des animalcules spermatiques sans que leur queue fût brisée. Au moyen de la filtration, je suis parvenu à obtenir les résultats que je cherchais. Au mois de mars dernier, je fus appelé devant la société des *Annales*, pour répéter quelques expériences microscopiques, et je communiquai verbalement le nouveau mode d'examen microscopique dont j'expose les détails dans le cours de ce mémoire.

Depuis long-temps, on reconnaissait l'insuffisance de

l'analyse chimique, pour déterminer avec certitude la
nature des taches de sperme. Maintenant, l'analyse microscopique pourra fournir des résultats *certains* que la
chimie n'offre pas, dans les expertises judiciaires relatives
aux crimes de viol, d'attentat à la pudeur, et dans certains cas de mort violente.

Paris, ce 15 mai 1839.

***

Examen microscopique du sperme desséché sur le linge, ou sur les tissus de nature et de coloration diverses.

L'emploi du microscope dans les expertises médico-légales, avait été indiqué pour la première fois par M. Orfila (1), pour déterminer la nature du sperme dans les cas
de viol et d'attentat à la pudeur : ses recherches ne lui
fournirent pas de résultats satisfaisans, car il dit : *qu'on
ne peut tirer aucun parti des observations microscopiques
pour reconnaître les taches spermatiques.*

Depuis cette époque, ce mode d'investigation paraît
avoir été négligé dans ses applications à la médecine légale, et c'est seulement dans ces derniers temps que plusieurs médecins légistes ont signalé l'importance et l'utilité
des observations microscopiques.

M. Ollivier (d'Angers) est le premier qui ait fait une
application concluante du microscope dans une expertise
médico-légale.

Au mois de juin 1837, il fut chargé de déterminer *s'i
n'existait pas des cheveux adhérens au fer d'une hache saisie*

---

(1) Du sperme, considéré sous le point de vue médico-légal. *Journal
de chimie médicale*, t. III, p. 469. 1827.

au domicile d'un individu prévenu d'un assassinat, et dans l'affirmative d'indiquer la couleur de ces cheveux.

Il reconnut, à l'aide du microscope, que les *filamens* qui avaient été soumis à son examen étaient des *poils*, et que ces poils différaient complètement des *cheveux*, tandis qu'ils ressemblaient parfaitement à *des poils de cheval, de bœuf* ou *de vache* examinés comparativement; l'enquête judiciaire confirma l'exactitude de son observation.

M. Ollivier (d'Angers) rapporte, dans une note jointe à l'article que je viens de citer, qu'au mois de juin 1838, dans une expertise judiciaire dont il fut chargé avec MM. Labarraque et Gaultier de Claubry, et qui avait pour objet l'examen d'une grande quantité d'opium dénaturé et falsifié, M. Gaultier de Claubry constata, par l'examen microscopique, non-seulement la falsification, mais encore qu'il découvrit par ce moyen le mode différent d'extraction de l'opium de Smyrne et de l'opium d'Égypte. (1)

Dans la séance de l'Académie de médecine du 20 novembre 1838, M. A. Devergie a lu une note sur les caractères de la suspension chez l'homme vivant, il en ajoute deux nouveaux : le premier consiste dans la présence d'animalcules spermatiques dans le canal de l'urèthre, le second dans l'état de congestion des parties génitales.

C'est à ce petit nombre de faits que se borne, jusqu'à ce jour, l'emploi du microscope dans les expertises médico-légales.

Maintenant que l'on ne se contente pas d'étudier la texture visible des corps organisés, mais que l'on veut surprendre, pour ainsi dire, leur mode de formation

---

(1) *Archives de médecine*, décembre 1838. Nouvelle application du microscope dans les expertises médico-légales.

primitive, et connaître leur composition intime, le microscope, en raison des perfectionnemens apportés de nos
jours dans sa construction, servira à reculer les limites
de la science.

M. le docteur Donné a consigné, dans deux mémoires
qui ont paru en 1837, d'importantes recherches microscopiques sur la *nature du mucus et la matière des écoulemens des organes génitaux chez l'homme et chez la femme,
et sur les animalcules spermatiques.*

Dans ce dernier travail, M. Donné s'est particulièrement attaché à connaître les fluides de l'économie, qui
sont propres à entretenir plus ou moins long-temps la vie
des animalcules spermatiques humains, et il en a déduit
des considérations sur quelques-unes des causes de la
stérilité chez la femme. Ces recherches ne s'appliquent
pas spécialement à la médecine légale, mais je dois me
hâter de le dire, elles seront fécondes en applications, et
l'on y trouve de précieux renseignemens.

Parmi les auteurs anciens ou modernes qui se sont
occupés de l'étude des animalcules spermatiques humains,
aucun, excepté M. Orfila, ne les a observés dans le même
but que je me suis proposé. (1)

---

(1) Sans parler du travail de M. Devergie, dans lequel cet auteur annonçait avoir retrouvé des animalcules spermatiques au milieu du liquide de la macération d'anciennes taches de sperme, travail dont
M. Bayard ne pouvait avoir connaissance, puisqu'il n'a été publié que
dans notre numéro de janvier 1839, bien qu'il eût été remis au comité
dès le mois de septembre 1838, on trouve une note sur le même sujet,
insérée par M. Ratier dans le numéro de mars 1837, du *Journal de
chimie médicale.* Ce médecin, en faisant macérer des linges tachés de
sperme dans des verres de montre, et soumettant le liquide à l'inspec-
tion microscopique, a réussi à y retrouver les zoospermes; il fait res-
sortir, à ce propos, les avantages que la médecine légale peut retirer
de ce mode d'investigation.   (*Note des rédacteurs.*)

Gleichen, Spallanzani, Lewenhoeck, M. Peltier, MM. Prévost et Dumas, M. Donné, etc., ont observé les zoospermes à l'état de vie, et la plupart de ces auteurs les étudiaient sous le point de vue physiologique, en cherchant à déterminer leur influence sur la génération.

J'ai considéré les zoospermes sous un point de vue tout différent; je les ai observés *morts* et lorsqu'ils sont desséchés, ainsi que le liquide dans lequel ils étaient en suspension.

On comprend à l'instant toute l'importance de pareilles recherches, dans les cas de viol ou d'attentat à la pudeur, où l'on soumet à l'examen des experts des linges, des étoffes tachés, pour qu'ils déterminent la nature des taches que l'on y observe.

Jusqu'à ce jour, c'est aux résultats de l'analyse chimique seule que l'on s'est confié; ces moyens d'analyse, indiquées avec sagacité par la science, sont cependant grossiers et peu concluans.

Des expériences microscopiques ont été, il est vrai, tentées il y a onze ans, mais sans aucun succès, en raison de l'imperfection des instrumens et des procédés. Je me suis livré à des expériences nouvelles, et les résultats CERTAINS que j'ai obtenus avec l'analyse microscopique me permettent de les faire connaître. En outre, j'ai l'assurance que l'on pourra, par ce mode d'investigation, éclaircir un certain nombre de questions obscures en médecine légale.

Il serait fort important de déterminer si les animalcules spermatiques existent à tous les âges chez l'homme; je me propose d'étudier cette question qui intéresse tout à-la-fois la physiologie et la médecine légale. (1)

---

(1) J'ai commencé mes recherches sur ce curieux sujet (10 avril 1839).

PREMIERE SECTION.

Ce mémoire se compose de trois sections : dans la *pre-mière*, après avoir exposé les faits qui m'ont conduit à la recherche de nouveaux procédés, j'étudie successivement l'action exercée à froid et à chaud sur le sperme desséché
par l'eau distillée,
l'eau commune,
la salive,
l'urine,
le sang,
le lait,
l'alcool,
la solution de soude,
de sous-carbonate de soude,
de sous-phosphate de soude,
de potasse,
de sous-carbonate de potasse,
l'ammoniaque.

Je termine par l'énumération des caractères que présente le sperme desséché sur du linge.

SECONDE SECTION.

La seconde section comprend trois séries d'expériences; mais avant de les détailler, j'indique les procédés divers que j'ai successivement employés avant d'avoir recours à la filtration; j'expose enfin ce mode d'analyse qui me paraît être le plus complet et le plus certain.

PREMIÈRE SÉRIE D'EXPÉRIENCES.

A. Examen de linges tachés par du mucus vaginal simple desséché.

B. Examen de linges tachés par du sperme.

C. Examen de linges tachés par du mucus vaginal après
l'acte du coït.

D. Examen de linges tachés par du mucus vaginal, recueilli huit heures après l'acte du coït.

DEUXIÈME SÉRIE D'EXPÉRIENCES.

E. Examen de linges tachés par du mucus vaginal simple.

F. Mucus vaginal recueilli entre des lames de verre.

G. Examen de linges tachés par du sperme.

G¹. Sperme recueilli entre des lames de verre.

H. Examen de linges tachés par du mucus vaginal, après
l'acte du coït.

H¹. Mucus vaginal, après le coït, recueilli entre des lames
de verre.

I. Examen de linges tachés par du mucus vaginal, neuf
heures après l'acte du coït.

I¹. Mucus vaginal recueilli entre des lames de verre,
neuf heures après l'acte du coït.

TROISIÈME SÉRIE D'EXPÉRIENCES.

J. Examen de linges tachés par du sperme depuis deux
mois.

K. Examen de linges tachés par du sperme depuis un an,
deux ans et trois ans.

TROISIÈME SECTION.

La troisième section se compose enfin d'un grand nombre d'expériences microscopiques sur des taches de
sperme, et de mucus vaginal spermatisé, desséché sur des
tissus

de toile,
de coton,
de laine,
de soie,

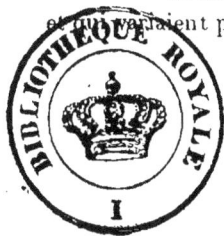
et qui variaient par leur coloration.

2

Je recherche en ce moment si l'on peut reconnaître sur des linges et des étoffes les caractères que M. le docteur Donné a assigné aux mucus et à la matière des divers écoulemens des organes génito-urinaires chez l'homme et chez la femme.

Les expériences que j'ai déjà faites sur ce sujet me permettent d'espérer un heureux succès et confirment en partie les importantes découvertes de cet habile observateur.

Paris, 25 décembre 1838.

PREMIÈRE SECTION.

Dans le cours de l'instruction judiciaire, suivie contre le sieur Beugnet, inculpé d'assassinat sur sa maîtresse, cet homme déclara que dans la nuit ou la matinée qui précéda le meurtre, la fille Lécluse avait eu des rapports sexuels avec un étranger, et que le désespoir d'être ainsi trompé par celle qu'il devait épouser dans quelques jours, l'avait porté à la tuer.

Je fus chargé, avec M. Ollivier (d'Angers), de soumettre à un examen particulier les liquides qui pouvaient exister dans les parties génitales de cette fille, afin de rechercher si l'on n'y trouverait pas des traces de sperme.

Pour procéder à cette recherche, nous avions enlevé avec soin sur le cadavre, l'utérus et le vagin, de manière à ne pas intéresser les parois de ce canal; il fut incisé avec précaution dans toute sa longueur, et avec un linge de toile, très blanc, nous en essuyâmes toute la surface interne, ainsi que celle du col utérin qu'il embrasse. Le linge humecté par ces mucosités, qui étaient assez abondantes, fut desséché, pour être soumis ultérieurement à divers modes de recherches.

Pour faciliter cet examen, je me suis livré à plusieurs séries d'expériences, dans le but de rechercher, si, par l'examen microscopique, on pourrait constater la présence d'animalcules spermatiques sur des linges tachés par du sperme humain ou par des liquides vaginaux, mêlés de sperme et desséchés.

Dans un article intitulé : *du Sperme considéré sous le point de vue médico-légal* (1), M. Orfila indique les caractères physiques et chimiques, au moyen desquels on peut constater sur des linges la présence de taches spermatiques, ou produites par la matière de divers écoulemens.

Cet auteur s'exprime ainsi, page 473 : « ... On concevra facilement *qu'on ne peut tirer aucun parti des observations microscopiques pour reconnaître les taches spermatiques*; les animalcules découverts dans le sperme humain par *Lewenhoek*, fréquemment observés depuis par *Gleichen, Buffon* et *Spallanzani*, et dont *MM. Prévost* et *Dumas* ont constaté l'existence dans tous les animaux mâles en état de puberté, *ne sont plus appréciables lorsque, après avoir desséché le sperme sur un linge, on le délaie dans l'eau pour l'examiner au microscope. En effet, quel que soit le ménagement que l'on apporte dans cette opération, les animalcules sont tellement désunis dans plusieurs points de leur corps, qu'il n'est plus possible de les apercevoir.* Il n'en serait pas de même, s'il s'agissait de distinguer du sperme déposé et séché sur une lame de verre; les animalcules n'ayant été ni froissés, ni désunis, dans ce cas, sont on ne peut plus visibles; quoique sans mouvement, je les ai parfaitement reconnus sur du sperme desséché depuis dix-huit ans, mais c'est surtout immédiatement, ou peu de temps

---

(1) *Journal de chimie médicale et de toxicologie*, tom. III, p. 469; octobre 1827.

après l'éjaculation, par exemple une demi-heure, une heure et même deux heures après, que la présence de ces animalcules est facile à constater; car alors indépendamment de leur forme, qui ressemble à celle d'un têtard, ils exécutent des mouvemens très marqués, *et l'on pourrait à la rigueur prononcer d'après la seule existence d'animalcules ainsi conformés, que la liqueur soumise à l'examen est du sperme, puisqu'on ne les observe avec les mêmes caractères dans aucun autre liquide....* »

L'opinion émise, en 1827, par M. Orfila, ne m'a pas arrêté dans mes recherches, et, profitant des perfectionnemens qui, depuis cette époque, ont été apportés dans la construction des microscopes, je suis parvenu, comme on le verra dans ce mémoire, à des résultats plus heureux.

Le procédé indiqué par M. Orfila est le même que j'ai vu employer encore très récemment, et il ne peut pas, on le comprendra facilement, faire constater la présence des zoospermes. Si, en effet, *on délaie* dans l'eau le linge spermatisé, en *froissant* et *désunissant* le tissu, on brise les zoospermes et l'on en aperçoit à peine les débris, quelle que soit la force grossissante du microscope.

L'examen du sperme, recueilli entre des lames de verre, aussitôt après l'éjaculation, et de celui qui avait été réuni en assez grande quantité dans une capsule, pour qu'il s'y conservât liquide, pendant dix heures environ, m'a amené à l'emploi des procédés que je détaillerai ci-après.

Je ferai observer qu'entre les lames de verre les zoospermes conservaient la vie et les mouvemens, tant que le mucus dans lequel ils nagent restait fluide, et qu'à mesure qu'il se refroidissait et se desséchait, ces animalcules perdaient la faculté de se mouvoir et n'exerçaient plus que des oscillations vibratoires, qui cessaient elles-mêmes aussitôt après l'agglutination complète du mucus, ce qui a lieu au bout de deux à trois heures.

Je n'ai pas besoin de faire remarquer que les animalcules sont toujours visibles entre des lames de verre, parce qu'au moment où ils y ont été interposés, le mucus s'est répandu en une couche excessivement mince, dont l'agglutination ne nuit en rien à la vue (voyez fig. 4). Dans une capsule où la liqueur spermatique était assez abondante pour se conserver fluide, pendant dix heures environ, jusqu'au dernier instant, j'ai pu constater la vie et les mouvemens de zoospermes.

Partant de ces observations, je me suis attaché particulièrement à reconnaître l'action de plusieurs liquides de l'économie et d'un certain nombre d'agens chimiques sur le sperme desséché, afin de distinguer ceux qui, sans altérer les zoospermes, les dégagent le plus promptement et le plus complètement de la matière muco-glutineuse, de ceux qui, au contraire, altèrent la forme de ces animalcules ou les détruisent.

Je me suis servi pour ces essais du sperme dans lequel j'avais reconnu pendant dix heures les mouvemens des animalcules, ce sperme avait été abandonné à l'air libre et s'était desséché dans la capsule.

Dans la partie centrale de la capsule, le sperme est d'une couleur jaunâtre, tandis que, dans les autres points, sa teinte est grisâtre : il est très sec, et, si on veut le détacher, on l'obtient sous la forme de poussière.

J'ai été curieux de soumettre cette poussière séminale à l'examen microscopique, en employant un grossissement de trois cent cinquante fois environ. Quelques animalcules, très reconnaissables à leur forme, étaient libres et entièrement dégagés de matière muqueuse ; mais la plupart en étaient entourés dans une assez grande épaisseur, pour que ces corps fussent *à demi opaques*, et l'on ne distinguait alors que très difficilement ce qui y était contenu (fig. 1).

§ I. *Action de l'eau distillée.*

Une goutte d'eau distillée est versée sur cette poussière
séminale; après quelques minutes de macération, le
sperme se gonfle, se dissémine dans le liquide, et au microscope on voit un grand nombre de zoospermes libres
au milieu *de corps irréguliers transparens.* Je chauffe
légèrement, et ces corps, en se dissolvant un peu, laissent
apercevoir des zoospermes emprisonnés (voy. fig. 2).

Je ne saurais mieux comparer les fragmens de mucus
glutineux, qu'à ces glaçons formés par le froid, et qui ont
enveloppé toutes les substances que l'eau tenait en suspension. Comme ces derniers, ils se dissolvent par la chaleur
et abandonnent les corps étrangers qui y étaient emprisonnés.

Cette dissolution n'est pas toutefois assez complète pour
qu'il ne reste pas de fragmens du mucus; mais ils sont
transparens, et c'est au milieu d'eux que l'on aperçoit les
animalcules; on reconnaît aussi les monades prostatiques,
qui ont une forme globuleuse, sans queue; leur volume
est infiniment plus considérable que celui des zoospermes
dont on les distingue aisément.

§ II. *Action de l'eau commune.*

L'eau commune agit à froid et à chaud comme l'eau
distillée; les expériences que j'ai faites sur l'eau de rivière
et l'eau de puits m'ont permis de constater des différences
assez notables lorsque les qualités de l'eau variaient; ainsi,
par exemple, l'alcalinité de l'eau activait la dissolution
du mucus.

Une remarque générale, et qui doit faire préférer l'eau
distillée, c'est que l'eau commune tient en suspension un

grand nombre de substances qui se déposent entre les lames de verre et nuisent à l'examen microscopique.

§ III. *Action de la salive.*

Aussitôt que le sperme desséché est en contact avec la salive, il s'y gonfle, s'y dissémine avec plus de promptitude que dans l'eau distillée. Au microscope, le mucus est divisé en fragmens transparens que l'on voit se dissoudre en partie si l'on chauffe légèrement; les zoospermes sont apparens, mais il y en a très peu de libres, ils sont entourés par le mucus.

Je n'ai pas remarqué que la salive exerçât sur les zoospermes *morts* l'action singulière notée par M. le docteur Donné sur les animalcules *vivans; leur corps ne se contournait pas sur lui-même, de manière à ce que la queue formât une espèce de nœud ou d'œillet.* Dans toutes mes expériences, la queue conservait la direction qu'elle avait au moment du contact de la salive.

§ IV. *Action de l'urine.*

La dissémination du sperme se fait plus rapidement dans l'urine que dans la salive, les fragmens de mucus s'y divisent davantage, ils sont aussi plus transparens; les monades prostatiques sont libres et visibles en grand nombre, la chaleur augmente un peu l'action dissolvante, les zoospermes sont très visibles et dégagés presque totalement de la matière muco-glutineuse; si on laisse refroidir les lames de verre, au bout de quelques minutes on verra se former des cristallisations des différens sels de l'urine, ce qui n'empêchera pas de reconnaître toujours les zoospermes.

J'ai répété un grand nombre de fois ces expériences de l'action de la salive et de l'urine sur le sperme, parce que j'étais étonné que l'urine, qui est ordinairement acide, fît dissoudre plus facilement le mucus, ou, pour parler plus exactement, rendît les zoospermes plus promptement visibles que la salive, qui est un liquide alcalin. J'ai cependant toujours noté les mêmes résultats, quoique je me sois servi de l'urine de plusieurs personnes d'âge et de sexe différent. L'explication de cette différence pourrait se trouver, il me semble, dans la présence du mucus abondant qui existe dans la salive et qui s'ajoute en quelque sorte au mucus glutineux du sperme, tandis que l'on n'en observe pas une quantité notable dans l'urine.

§ V. *Action du sang.*

On sait que le sang, loin d'exercer une action délétère sur les zoospermes, paraît leur conserver la vie; aussi n'ai-je eu d'autre but dans ces recherches que de constater si la présence du sang nuisait à l'examen microscopique; j'ai reconnu que l'on distinguait parfaitement les zoospermes au milieu des globules sanguins; il suffisait d'ajouter une goutte d'eau distillée et d'agiter un peu les lames de verre, pour que dans ces mouvemens on reconnût les zoospermes tout entiers.

Je reviendrai plus tard sur l'importance de l'examen microscopique, pour déterminer la nature des taches que l'on présume être mêlées de sang.

§ VI. *Action du lait.*

Je me suis servi du lait de femme, et j'ai observé que le sperme desséché, mis en contact avec le lait, s'y gonflait très peu, ne s'y disséminait pas, ce qui s'explique fort bien par la multiplicité des globules du lait; mais aussitôt que l'on ajoute une goutte d'eau distillée, le mucus glutineux du sperme se divise assez promptement, les monades prostatiques apparaissent, puis les zoospermes qui se distinguent par leur queue allongée.

§ VII. *Action de l'alcool.*

L'alcool *pur* fait contracter le mucus glutineux du sperme, et on n'aperçoit pas trace de zoosperme, si l'on ajoute de l'alcool à une dissolution de sperme dans l'eau distillée, le même phénomène n'a plus lieu, et aussitôt que l'on a chauffé *légèrement*, on voit les fragmens de mucus se diviser, devenir transparens et les zoospermes se dégager; j'ai fait de nombreux essais pour déterminer l'action de l'alcool; et j'ai constaté que *une goutte d'alcool pour dix gouttes d'eau* était la proportion qui activait le plus la division et la transparence des fragmens muco-glutineux. Cette action dissolvante de l'alcool ne doit pas étonner, elle a été indiquée par M. Orfila qui dit dans son mémoire (pag. 472)... « Mis dans l'alcool à 38 degrés, pendant vingt-quatre heures, le linge taché de sperme ne se désempèse pas, et la liqueur ne précipite pas par l'eau; *cependant l'alcool dissout une petite quantité de matière, car en l'évaporant jusqu'à siccité, on obtient un léger résidu.* »

On observe ce qui est indiqué par M. Orfila, lorsque après avoir imbibé d'alcool le linge taché de sperme, on l'abandonne à lui-même; mais, si après avoir ajouté de l'eau distillée, on chauffe légèrement, le linge taché *perdra sa raideur*, et il n'en reprendra qu'une moindre après l'évaporation complète de l'eau distillée; si on soumet à l'examen microscopique, le liquide de la dissolution, et particulièrement celui qui s'est réuni dans la partie la plus déclive de la capsule, *on y retrouvera les animalcules spermatiques.* On comprendra que les procédés chimiques seuls ne peuvent contredire de pareils résultats.

C'est avec l'alcool que j'ai fait en commençant une foule

d'expériences, qui par leurs heureux résultats ont confirmé la certitude du procédé, et depuis que j'ai pu comparer à cet agent chimique l'action de plusieurs autres réactifs, je ne lui conserve pas moins une valeur réelle, car on peut mesurer plus facilement les proportions, et son *action utile*, dure beaucoup plus long-temps. J'aurai occasion de revenir sur ce sujet dans la troisième partie de ce mémoire, lorsque j'exposerai mes recherches sur les taches spermatiques des tissus de nature et de coloration diverses.

§ VIII. *Action de la soude et de quelques-uns de ses sels.*

Réfléchissant que la soude existe à l'état de sel, en dissolution dans les humeurs de l'économie, et que c'est sans doute à sa présence qu'est dû leur état alcalin, j'ai fait et répété beaucoup d'expériences avec cette substance, soit *pure*, soit à l'état de sous-carbonate et de sous-phosphate.

A l'état pur, la solution de soude détermine la contraction, *la crispation* du mucus glutineux, et l'on n'aperçoit pas de zoospermes; mais ce qui est remarquable, c'est que les monades prostatiques sont libres et paraissent plus volumineuses que dans les dissolutions d'eau distillée ou que dans l'urine.

Si, à une dissolution spermatique par l'eau distillée et légèrement chauffée, on ajoute de la soude, du sous-phosphate ou du sous-carbonate de soude, on voit le mucus se dissoudre rapidement, les zoospermes et le monades prostatiques apparaître; mais si l'on n'a pas mis une proportion convenable de l'un de ces réactifs, au bout de quelques heures on ne retrouve plus de zoospermes, tandis que les monades prostatiques sont visibles.

Après beaucoup de tâtonnemens, la proportion qui m'a

paru produire le meilleur effet est celle de 1/20 de la solution concentrée, c'est-à-dire une goutte de solution de
soude (sous-carbonate) pour vingt gouttes d'eau distillée.

Malgré les difficultés que l'on rencontre dans l'emploi
de ce réactif, je pense que l'on ne doit pas le re-
jeter, car son action est rapide, et très avantageuse si la
proportion est bien gardée.

§ IX. *Action de la potasse.*

J'ai fait usage de la solution de sous-carbonate de potasse, dans la même proportion que la soude, j'ai obtenu
les mêmes effets; je me bornerai donc à les mentionner,
sans en donner tous les détails qui rappelleraient ce que
j'ai dit précédemment.

§ X. *Action de l'ammoniaque.*

L'ammoniaque *pur* a la même action sur le sperme que
l'alcool *pur* ou la soude pure; mais, si on se contente de
l'ajouter à une dissolution par l'eau distillée, légèrement
chauffée, on obtient des résultats concluans.

Par le contact de l'ammoniaque, le mucus se dissout
avec rapidité; les zoospermes ne sont pas altérés, et on les
aperçoit assez long-temps; mais, au bout de vingt-quatre
ou trente-six heures, si on examine les lames de verre
entre lesquelles on a opéré la dissolution, on ne retrouve
plus de zoospermes. L'ammoniaque, en se volatilisant, a
promptement séché la lame de verre, ou bien cet alcali
a détruit les animalcules. Toujours est-il que l'on ne les
aperçoit plus.

La proportion dans laquelle peut être employé ce réactif m'a demandé beaucoup d'essais. Je me suis fixé à un
seizième environ de la solution concentrée, *une* goutte
d'ammoniaque pour *seize* gouttes de dissolution, et, je le

répète, quoique en conservant cette proportion , je ne re-trouvais pas de traces de zoospermes au bout de quarante-huit heures.

L'action de l'ammoniaque , en raison de sa rapidité , doit être préférée à celle des réactifs déjà étudiés , lorsque les recherches auxquelles on se livre doivent être faites en peu d'heures. Cet agent chimique dissout parfaitement le sang. On ne devra pas oublier son emploi lorsque l'on voudra en dégager la dissolution spermatique soumise aux observations.

En résumant toutes les observations précédentes, l'on voit: 1º que l'eau distillée ou l'eau commune dissolvent une partie de la matière spermatique, et que, en chauf-fant légèrement la macération, on augmente la division des fragmens du mucus et leur transparence , et qu'ainsi on rend visibles les zoospermes; 2º que les animalcules spermatiques deviennent visibles dans la salive et dans l'urine , et que ces liquides ne les altèrent pas, qu'il en est de même du sang et du lait; 3º que l'alcool , la soude, la potasse, l'ammoniaque, *concentrés*, loin de dissoudre le mucus et de dégager les zoospermes, y déterminent une contraction très marquée et détruisent les animalcules ; que ces réactifs, employés en *quantité convenable*, et ajou-tés à la macération spermatique , ont une action dissol-vante très remarquable par laquelle les zoospermes sont rendus apparens.

Pour éviter la confusion dans l'exposé de mes recherches, je n'ai parlé précédemment que de l'action de divers liquides *sur du sperme desséché;* mais le but que je me suis proposé est de constater que l'*on peut tirer parti des obser-vations microscopiques , pour reconnaître les taches sperma-tiques desséchées sur du linge.*

Si l'on examine avec soin un linge taché par du sperme et desséché, on y reconnaîtra facilement les caractères notés par tous les observateurs, et qui sont les suivans :

Les taches sont minces, de couleur grisâtre ou d'un roux jaunâtre, quelquefois peu apparentes, et, dans certaines circonstances, d'un aspect gommeux, brillant. Au toucher, ces taches sont raides, le linge est empésé comme s'il avait été amidonné. Une remarque très importante à faire, c'est que ces caractères s'observent le plus ordinairement à la surface, qui a été humectée par le sperme, et, si le linge est épais, la surface opposée à la tache ne présente aucun changement de couleur.

Lorsqu'on met macérer pendant quelques heures dans l'eau distillée froide, les lambeaux, ainsi tachés, on les voit s'humecter dans toute leur étendue, ce qui n'a pas lieu pour les taches de graisse ; le linge perd sa coloration et se désempèse ; le liquide se trouble très légèrement, si le sperme n'est pas en quantité un peu notable; des fibrilles se détachent du linge et se déposent au fond de la capsule avec de petits flocons. Une odeur spermatique est exhalée, si l'on agit sur des lambeaux étendus, sinon il est difficile de l'apprécier.

Pendant cette macération, *il faut avoir soin de ne pas presser le linge taché avec un tube de verre ou tout autre corps et de ne pas le délayer dans l'eau ;* car il arriverait alors inévitablement ce qui a été noté par M. Orfila ; *les animalcules seraient tellement désunis dans plusieurs points de leurs corps, qu'ils ne seraient pas appréciables.* Si, au contraire, on a pris la précaution de ne pas froisser le linge, il suffit d'aspirer avec une pipette quelques gouttes de la macération, en choisissant de préférence la partie la plus déclive de la capsule, et de les soumettre entre deux lames de verre, à l'examen microscopique. On reconnaîtra la présence de quelques zoospermes libres, et d'un grand nombre, emprisonnés dans des fragmens de mucus glutineux. C'est alors, en employant une douce chaleur, et l'un des réactifs, tels que l'alcool, le phosphate de soude, la potasse ou l'ammoniaque, que l'on opérera la dissolution beaucoup plus complète du mucus, et que l'on dégagera un plus grand nombre de zoospermes.

Ces zoospermes, on les reconnaîtra toujours à leur forme particulière, qui est à-peu-près celle d'un têtard. Les globules nombreux que l'on apercevra dans le liquide de la dissolution, sont des monades prostatiques, qui sont *toujours* dépourvues de queue et d'un volume bien plus considérable.

SECONDE SECTION.

Avant d'exposer les expériences qui font l'objet de cette seconde section, je pense qu'il sera utile, pour éviter des répétitions continuelles, de détailler les procédés que j'ai reconnu les plus avantageux dans mes recherches microscopiques. Dans la première partie de ce mémoire, je suis entré dans des considérations qui embrassent quelques-uns de ces détails, aussi serai-je le plus concis possible.

Premier procédé pour reconnaître la présence des animalcules spermatiques sur les linges ou les étoffes tachés par le sperme, et desséchés.

Il faut placer dans une capsule de verre (1) les lambeaux de linge ou d'étoffe tachés, en ayant soin, comme je l'ai déjà recommandé, de ne pas les presser ou les frois-

---

(1) Un verre de montre est préférable à toute autre capsule de substance différente, parce que la transparence du verre permet d'examiner au microscope le dépôt qui se forme après la dessiccation; de plus, les verres de montre s'échauffent très promptement. Une cuvette de verre serait encore plus utile, car sa surface plane rendrait l'examen plus facile.

ser, et encore moins de désunir leur tissu ; on doit les
arroser d'eau distillée et laisser macérer pendant plusieurs
heures, puis *chauffer légèrement* au-dessus de la flamme
d'une lampe à alcool, en ayant soin de ne pas porter le
liquide jusqu'à l'ébullition.

Deuxième procédé.

Le mode d'analyse exposé précédemment me semblait
défectueux sous plusieurs rapports; et forcé que j'étais,
par les conditions du concours, de déposer mon manus-
crit avant le 1er janvier 1839, je dus me borner à exposer
le premier procédé. Je ne renonçai pas cependant à faire
de nouvelles recherches, et je m'arrêtai enfin au mode
d'examen suivant, que j'exposai à la Société des Annales
d'hygiène et de médecine légale, lorsqu'au mois de mars
dernier je fus appelé à répéter devant elle quelques-unes
des expériences citées dans mon mémoire.

J'avais remarqué qu'en faisant l'*analyse chimique* des
linges tachés de sperme, le liquide de macération deve-
nait, par la filtration, limpide et transparent, de trouble
et opalin qu'il était auparavant, et que ce changement
était dû, comme on le conçoit facilement, au dépôt sur le
filtre de toutes les matières animales ou étrangères non
dissoutes dans l'eau. Je fis aussitôt l'application de cette
remarque aux recherches microscopiques, et j'examinai
les matières ainsi déposées sur le filtre. Je distinguai une
multitude d'animalcules spermatiques *entiers, complets,*
pour la plupart, mais enveloppés de mucus ou de corps
étrangers. A l'aide de la chaleur et de quelques-uns des
réactifs déjà cités, je parvins à dégager les zoospermes que
j'obtins ainsi complets et isolés.

On sait que les animalcules spermatiques, en raison de
leur poids spécifique, se réunissent toujours au fond des

vases dans lesquels est contenu le liquide qui les tient en
suspension : il est donc naturel qu'ils se déposent sur le
filtre. Je me suis assuré que les animalcules spermatiques
sont arrêtés par une simple feuille de papier joseph, fait
déjà reconnu, je crois, par MM. Prévost et Dumas.

Mode d'analyse.—1° Détacher avec des ciseaux et en-
lever avec soin une portion des taches présumées spermatiques ; ne pas froisser le tissu, et le placer dans un verre
à expériences.

2° Faire baigner dans l'eau distillée le tissu taché, et
laisser macérer pendant vingt-quatre heures.

3° Au bout de ce temps, filtrer ce premier liquide.—
Placer le tissu taché et déjà macéré dans une capsule de
porcelaine, l'arroser d'eau distillée et chauffer à la flamme
d'une lampe à alcool, jusqu'à ce que le liquide ait acquis
une température de + 60 à + 70 degrés centigrades.—
Filtrer ce liquide.—Enfin, traiter le tissu taché par l'eau
alcoolisée ou par l'eau ammoniacée, et filtrer la liqueur
étendue.

4° Lorsque la filtration est terminée, couper le papier
des filtres à un pouce de l'extrémité, et le renverser sur
un verre de montre, ou, ce qui est préférable, sur une
cuvette en verre plane ; humecter le filtre ainsi renversé
avec de l'eau alcoolisée ou de l'eau ammoniacée qui dissolvent le mucus et détachent entièrement le dépôt. Si de
la matière grasse se trouve mêlée, on emploie quelques
gouttes d'eau éthérée.

L'examen au microscope de la capsule ou de la cuvette
de verre plane, fait reconnaître les animalcules sperma-
matiques *entiers, sans brisure* de la queue, et isolés du
mucus.

J'ai fait déjà d'assez nombreuses applications de ce mode
d'examen, particulièrement dans *onze* expertises judiciaires
dont j'ai été chargé depuis le mois de février, conjointe-

ment avec MM. les docteurs Ollivier (d'Angers), Moreau, Chevallier. L'examen microscopique a chaque fois présenté des *résultats certains* que l'analyse chimique, faite comparativement, n'a pas toujours fait obtenir.

On divise la liqueur obtenue en plusieurs parties et l'on agit sur chacune avec l'alcool $\frac{1}{10}$, la soude ou la potasse $\frac{1}{20}$, l'ammoniaque $\frac{12^e}{16}$; après quelques minutes de repos, il se forme un dépôt au fond de chaque capsule ; il faut en aspirer avec une pipette quelques gouttes, et les placer entre deux lames de verre que l'on pose sur le porte-objet du microscope, en employant un grossissement de 350 à 600 fois.

On observera qu'entre les lames de verre, il y a des taches d'aspect graisseux : ce sont ces taches qu'il faut observer avec soin, et l'on y trouvera les zoospermes, ce qui n'empêchera pas cependant que dans les autres pointes des lames de verre on n'aperçoive une multitude de corpuscules suspendus dans le liquide, et peut-être même quelques zoospermes libres. On peut verser sur une lame de verre quelques gouttes de liquide ainsi préparé, et le laisser évaporer ; après la dessiccation complète, si on soumet à l'examen microscopique le dépôt qui s'est formé, on reconnaît avec facilité les zoospermes. En opérant ainsi avec une seule lame de verre, les objets que l'on regarde sont éclairés beaucoup plus vivement, ce qui est très avantageux lorsqu'on emploie la chambre claire pour dessiner.

PREMIÈRE SÉRIE D'EXPÉRIENCES.

Il ne me suffisait pas de constater la présence des animalcules spermatiques dans les taches de sperme desséché sur du linge, je desirais examiner ces taches desséchées sur du linge, et mêlées du mucus vaginal qui s'écoule pendant ou après l'acte du coït.

3

Je suis parvenu à me procurer de ces linges recueillis avec soin, et je me suis livré aux recherches qui font l'objet de cette seconde partie.

A. *Examen de linges tachés par du mucus vaginal simple desséché.*

Ces linges avaient servi à essuyer les parties génitales d'une femme bien portante, n'ayant aucun écoulement, et qui n'avait pas exercé l'acte du coït depuis plus de quinze jours (voy. fig. 5).

On observe sur les linges des taches roussâtres et légèrement jaunâtres, plus colorées sur une de leurs surfaces que sur celle qui est opposée; le tissu n'est pas empesé, mais au toucher il offre un peu de raideur et semble gonflé. Des lambeaux sont mis à macérer dans l'eau distillée, du papier bleu de tournesol est plongé dans cette macération, et il rougit un peu, mais très faiblement; on peut cependant constater de l'acidité.

Examiné au microscope entre deux lames de verre, ce liquide paraît composé d'un grand nombre de corps irréguliers, dont je n'ai pas pu reconnaître exactement la forme ovalaire décrite par M. Donné (p. 17, *Recherches sur la nature du mucus*), mais j'ai parfaitement constaté qu'ils présentaient l'aspect de petites écailles; j'ai observé, en outre, bon nombre de corpuscules colorés en roussâtre, qui n'affectaient pas de forme régulière. Il n'y avait aucune espèce d'animalcules, j'en ai acquis la certitude en soumettant ce liquide à l'action de divers agens chimiques déjà cités, qui dissolvaient le mucus, altéraient la forme des écailles, mais ne faisaient apparaître aucun corps analogue au zoosperme ou aux monades prostatiques.

B. *Examen de linges tachés par du sperme.*

Ces linges avaient essuyé les parties génitales et la verge d'un homme aussitôt après l'acte du coït.

On remarquait des taches grisâtres, empésées, circonscrites; ces taches découpées, et mises dans une capsule, ont été traitées selon les procédés indiqués, et soumises à l'action des divers réactifs, l'examen microscopique a fait reconnaître un grand nombre de zoospermes et une multitude de monades prostatiques.

C. *Examen de linges tachés par du mucus vaginal après l'acte du coït.*

Ces linges ont été imbibés du mucus vaginal peu après l'acte du coït; dans ces expériences comme dans toutes celles qui sont rapportées dans ce mémoire, les linges étaient *secs* lorsque l'examen en a été fait.

Le linge présente une teinte légèrement jaunâtre dans les points tachés, il est ferme, empesé, et présente les caractères d'un linge spermatisé.

Les dissolutions tiennent en suspension des zoospermes et des monades prostatiques, mais on y reconnaît ces papules, ces écailles observées dans le mucus vaginal simple, et qui sont la plupart adhérentes au mucus glutineux spermatique.

D. *Examen de linges tachés par du mucus vaginal recueilli huit heures après l'acte du coït.*

Il me parut intéressant de rechercher pendant combien d'heures, après l'acte du coït, les animalcules spermatiques se retrouvaient encore dans le mucus vaginal; je me procurai de ce mucus qui avait été recueilli chez une femme *huit heures après* l'acte du coït, sans qu'il y eût eu de lotion faite aux parties génitales.

3.

Le linge était taché en jaune-verdâtre, il était ferme, sans offrir de rudesse au toucher.

A l'examen microscopique, j'observai un très grand nombre de corpuscules colorés, suspendus au milieu du mucus vaginal, caractérisé par ses écailles, et là, je retrouvai les zoospermes entiers et des monades prostatiques plus ou moins englués de matière plastique.

DEUXIÈME SÉRIE D'EXPÉRIENCES.

Pour vérifier les expériences faites dans la série précédente, je me suis procuré, mais recueillis entre des lames de verre, ces mêmes liquides dont furent mouillés en même temps des linges. On sait qu'entre les lames de verre, on peut conserver pendant un grand nombre d'années les animalcules qui y ont été interposés; en me fournissant des points de comparaison, par l'examen de ce qui serait renfermé entre ces lames de verre, j'ai confirmé l'exactitude de mes premières expériences.

Je ne rapporterai pas ici les détails de ces expériences, car ce serait répéter ce que j'ai déjà exposé longuement.

J'ai examiné successivement et comparativement :

F. Des linges tachés par du mucus vaginal simple.

F¹. Le mucus vaginal recueilli entre des lames de verre (voy. fig. 5).

G. Des linges tachés par du sperme.

G¹. Le sperme recueilli entre des lames de verre (voy. 4).

H. Le mucus vaginal, après l'acte du coït recueilli sur des linges.

H¹. Ce mucus entre des lames de verre.

I. Les linges tachés par le mucus vaginal, huit heures après le coït.

I¹. Ce même mucus entre des lames de verre (voy. fig. 8).

Dans toutes ces expériences, j'ai reconnu la présence

d'animalcules spermatiques dans les liquides de dissolution, en même temps que j'en apercevais entre les lames de verre conservées.

J'ai voulu m'assurer pendant combien d'heures les animalcules spermatiques adhéraient aux parois du vagin, lors même que des lotions avaient été faites avec de l'eau simple. J'en ai reconnu dans le liquide vaginal *soixante-douze heures* après l'acte du coït, mais l'on n'en apercevait plus *quatre heures* après, si la femme avait fait des lotions avec de l'eau aromatisée d'eau de Cologne. Il est probable que dans ces derniers cas, la matière glutineuse qui entourait les zoospermes et les tenait accolés sur les parois du vagin à son entrée, était dissoute par l'action de l'alcool, et que ces animalcules étaient entraînés par le liquide qui avait servi à faire les lotions.

TROISIÈME SÉRIE D'EXPÉRIENCES.

Dans tout ce qui précède, j'ai agi sur des linges tachés depuis quelques jours, je dois à l'obligeance de M. A. Chevallier, membre de l'Académie de médecine, d'avoir pu expérimenter sur des linges tachés depuis beaucoup plus long-temps. Ce chimiste m'a procuré des linges tachés par du sperme, depuis *deux mois, un an* et près de *trois ans.*

J. *Examen de linge taché par du sperme depuis deux mois.*

Ce linge est en tissu de lin, très fin et très blanc ; les taches sont grisâtres, empesées, l'étoffe est plissée, et ces plis offrent beaucoup de raideur au toucher.

Après avoir fait macérer un lambeau de ce linge dans l'eau distillée et l'avoir soumis aux divers modes d'analyses, on aperçoit dans les dissolutions un grand nombre de monades prostatiques et de zoospermes, quelques-uns des animalcules ont été brisés, et l'on en voit même qui ne sont pas entièrement désunis.

K. *Examen de linges tachés par du sperme, depuis un an et deux ans.*

J'ai fait des expériences sur *cinq* de ces linges, deux sont en tissu de lin, les trois autres sont en tissu de coton, ils sont tous très empesés, fortement colorés en jaune, l'un d'entre eux est rugueux au toucher, et fait éprouver la sensation de granulations.

Le liquide de simple macération a une teinte légèrement opaline, des flocons blanchâtres tenus pendant quelque temps en suspension, ainsi qu'une sorte de poussière fine et granelée se déposent au fond de la capsule.

Au microscope, on aperçoit des corpuscules colorés et de forme irrégulière, de la matière glutineuse peu transparente et des monades prostatiques.

L'emploi de l'alcool, du phosphate de soude... accélèrent la dissolution, et l'on distingue un assez grand nombre de zoospermes entiers ou brisés, et quelques-uns dont la queue est contournée circulairement; les monades prostatiques sont très apparentes.

Une des lames de verre, qui avait été humectée avec la solution, se dessécha à l'air libre, et je fus assez surpris de reconnaître au microscope des cristaux de phosphate de soude et d'ammoniaque en pyramides à quatre faces et sommet tronqué; je répétai l'expérience en abandonnant à l'air libre une simple macération d'un de ces linges, et les cristaux se reproduisirent; je fus alors convaincu que ce sel existait ici en état de dissolution, lors de l'éjaculation spermatique.

TROISIÈME SECTION.

Ce n'est pas seulement sur des linges, mais sur des étoffes très différentes par leur nature et leur coloration que l'on peut avoir à rechercher des taches de sperme, aussi m'a-t-il paru important de les étudier lorsqu'elles sont desséchées sur des tissus de *toile, de coton, de laine, de soie.*

J'ai indiqué précédemment les caractères physiques des taches de sperme desséché sur des tissus de toile et de coton, soit *écrus*, soit *blancs;* je ne viendrai pas sur les détails déjà rapportés, mais je crois utile d'exposer quelques-unes des remarques que j'ai faites sur ces tissus teints de diverses couleurs.

Examen du coutil bleu en fil, taché par du sperme.

Ce tissu de couleur bleue est brillant, lustré, il est souple, quoique ferme dans presque toute son étendue, on remarque quelques parties de l'étoffe qui sont *ternies* par un enduit desséché, blanchâtre; dans ces points, le tissu est comme empesé, et n'offre pas la souplesse observée dans les parties voisines.

La macération fait perdre au coutil la couleur terne qu'il présentait dans les points tachés; des fibrilles ainsi que d'autres corpuscules se déposent au fond de la capsule; le liquide a une teinte bleuâtre; traité par l'alcool, il ne change pas de couleur, et on y reconnaît des animalcules spermatiques.

Si l'on agit avec l'ammoniaque, ce réactif altère la coloration des brins de fil, sans nuire toutefois aux recherches microscopiques.

On distingue aisément les brins de fil ou même leurs fibrilles des animalcules spermatiques, car le volume de ces derniers est infiniment moindre, les brins de fil sont droits, transparens, colorés comme le tissu, ils ont l'aspect extérieur d'un tronc d'arbre avec son écorce (voy. 6).

Examen d'une toile perse tachée de sperme.

Cette étoffe, à fond rose, chargée de petits points et de fleurs de toutes couleurs, ne présente aucune tache appréciable, mais dans certaines parties, elle est ferme, comme empesée, tandis qu'elle a beaucoup de souplesse dans les parties voisines.

Plusieurs lambeaux sont enlevés dans les portions les plus fermes de l'étoffe, la macération et l'élévation modérée de la température du liquide n'altèrent pas les couleurs de l'étoffe, mais elle perd sa raideur, se dégomme, pour ainsi dire, et un dépôt opalin se forme au fond de la capsule; une goutte d'alcool fait frémir le liquide, qui reprend sa transparence.

Par l'examen microscopique, on distingue très nettement des animalcules spermatiques complets; les brins de fil diversement colorés se reconnaissent par leur volume et leur aspect particulier.

Examen des étoffes de coton tachées par du sperme.

L'une de ces étoffes, en croisé de coton de couleur bleu, offre une teinte plus vive dans les parties qui ont été tachées; les taches sont blanchâtres, brillantes, gommées, raides au toucher.

L'addition de l'alcool à la macération suffit pour faire apparaître distinctement les zoospermes et les monades prostatiques.

Les autres réactifs ont ici la même action que dans toutes les expériences que nous avons déjà rapportées.

Cette étoffe en croisé a cela de particulier qu'elle se

compose de quelques brins de fil pour la trame et de coton pour le reste du tissu (voy. fig. 7).

A l'examen microscopique, on distingue très bien la nature différente de ces substances. Le fil a les caractères que j'ai déjà décrits : il est droit, raide, brisé comme en éclats à ses extrémités, et a l'aspect d'un tronc d'arbre. Le coton est contourné sur lui-même, tordu pour ainsi dire, uni ; ses extrémités sont brisées net : de plus, dans le liquide, il y a une multitude de petites fibrilles, ce qui ne s'observe pas dans la macération du tissu de fil.

Quelle que soit la couleur des brins de coton, on observe toujours cette forme contournée qui est sans doute le résultat du mode de filature.

Je ne rapporterai pas toutes les expériences que j'ai faites sur les étoffes de coton de diverses couleurs : les nuances ne nuisent en rien à la constatation des animalcules spermatiques.

Examen des tissus de laine tachés par du sperme.

Examen d'un morceau de flanelle blanche taché par du sperme.

On n'aperçoit aucun changement de couleur sur cette étoffe, et les taches ne sont appréciables qu'au toucher ; au lieu de sentir le velouté, les doigts éprouvent une sensation de sécheresse rugueuse ; en outre, dans ces points la flanelle a de la raideur.

Ces taches, traitées selon les procédés indiqués, fournissent à l'examen microscopique des zoospermes, des monades, et une multitude de corpuscules colorés.

Les brins de laine se reconnaissent à leur forme canaliculée ; quelques-uns n'ont pas exactement le même diamètre dans toute leur longueur, leur surface est comme ridée ; au total les brins de laine ont beaucoup d'analogie

avec les cheveux, sauf que leur volume est deux à trois fois
moins considérable (voy. fig. 10).

J'ai obtenu des résultats aussi satisfaisans en examinant
du drap de diverses couleurs et des étoffes mêlées de laine
et de soie.

Examen des taches de sperme desséchées sur des tissus de soie.

J'étais parvenu à me procurer des étoffes de soie tachées
par du sperme ou par du mucus vaginal après l'acte du
coït, je vais rapporter quelques-unes des expériences que
j'ai faites à ce sujet.

Examen d'une étoffe de soie dite foulard, de couleur violette et rouge.

Il existe sur une des faces de cette étoffe des taches d'un
aspect grisâtre, très brillantes, dont on ne voit aucune
trace à la surface opposée; le tissu est raide et empesé
dans les parties tachées.

Ces taches ont été mises à macérer dans de l'eau distillée que l'on a chauffé très légèrement, la liqueur est de
couleur violette. Quelques brins de soie se sont détachés
et ont gagné le fond de la capsule, ainsi que des flocons
restés pendant quelque temps en suspension.

L'ammoniaque, le phosphate de soude, l'alcool, déterminent également la dissolution du mucus spermatique et
les zoospermes apparaissent.

On ne peut confondre les filamens de soie avec ceux de
coton ou de fil, car ils ressemblent à des tubes transparens,
ayant le même diamètre dans toute leur longueur, mais
ils ne sont pas canaliculés, et ont un volume sept à huit
fois moins considérable que les cheveux (voyez. fig. 9).

J'ai examiné successivement du *satin*, du *velours*, qui
avaient été tachés par du sperme, ou par du mucus vaginal après l'acte du coït; je suis toujours parvenu à constater la présence des animalcules spermatiques.

Je ferai observer que si l'on veut examiner du velours, ainsi taché, on devra le laisser macérer très long-temps et éviter qu'il ne se roule sur lui-même, car on éprouverait plus de difficultés à dissoudre la matière spermatique; l'emploi du phosphate de soude, ainsi que celui de l'alcool m'a toujours parfaitement réussi.

Résumé *des principaux faits de ce mémoire.*

1° Les animalcules spermatiques conservent la vie et les mouvemens tant que le mucus dans lequel ils nagent reste fluide et tiède. J'en ai observé de vivans pendant dix heures : ils meurent et restent emprisonnés aussitôt que le mucus est agglutiné.

2° Le sperme desséché se gonfle, se dissémine et se divise dans l'eau distillée et dans l'eau commune froide, il se dissout un peu en chauffant légèrement le liquide de la macération, et l'on aperçoit au microscope les animalcules spermatiques caractérisés par leur longue queue.

3° Le sperme desséché se dissout dans la salive ainsi que dans l'urine et les animalcules ne sont pas altérés.

4° Le sperme desséché ne se dissout dans le sang ou dans le lait, que si l'on a étendu ces liquides de quelques gouttes d'eau distillée.

5° L'alcool, la solution de soude, de potasse, ou l'ammoniaque *concentrés* ne dissolvent pas le mucus spermatique : ils en déterminent la contraction et détruisent les animalcules : ces réactifs *ont,* au contraire, une *action dissolvante très remarquable,* s'ils sont étendus d'eau distillée, dans des proportions variables pour chacun d'eux, et que nous avons indiquées.

6° Pour reconnaître les taches spermatiques desséchées sur du linge, et tirer parti des observations microscopiqûes, il faut avoir soin de ne pas froisser ou désunir les lambeaux mis à macérer. En filtrant les liquides de macération et en examinant les dépôts restés sur les filtres, on constate la présence des animalcules spermatiques, isolés du mucus, complets et sans brisure de la queue.

7⁶ On peut facilement constater la présence des zoospermes dans le mucus vaginal recueilli après l'acte du coït entre des lames de verre ou desséché sur des linges.

8° Chez les femmes qui ne sont pas affectées d'écoulemens morbides par les parties sexuelles, j'ai toujours pu retrouver sur les linges et sur les lames de verre qui ont essuyé les parois du vagin, des animalcules spermatiques, huit, dix et même soixante-douze heures après l'acte du coït.

9° Sur des linges tachés par du sperme desséché sur du linge depuis deux mois, un an et près de trois ans, j'ai reconnu des zoospermes à longue queue, entiers et complets.

10° La nature et la coloration des tissus tachés par le sperme ne nuisent pas à l'analyse microscopique et à la constatation des animalcules; on les retrouve aussi bien sur les étoffes de fil, de coton, que sur celles de laine ou de soie.

11° L'examen microscopique permet de distinguer les caractères très différens que présentent les filamens de lin ou de chanvre, de coton, de laine ou de soie.

———

EXPLICATION DE LA PLANCHE.

La planche qui accompagne ce Mémoire a été dessinée en ma présence, avec la chambre claire adaptée au microscope, par M. Schuller, dessinateur allemand distingué. On comprendra quelle patience et quelle minutieuse attention étaient nécessaires pour saisir les détails d'objets grossis de 3oo et 6oo fois. M. Forget a reproduit avec son talent ordinaire la finesse du dessin. J'attache d'autant plus de prix à l'exactitude de ces figures, que les diverses planches, et notamment celles de *Gleichen,* ne présentent pas la forme précise des animalcules spermatiques : le point transparent situé à l'origine de la queue n'y est pas indiqué. Il est une observation qui n'aura pas sans doute échappé à ceux qui ont l'expérience du microscope, et que je dois rappeler : c'est que l'appréciation du volume des objets examinés au microscope, varie selon la faculté visuelle de chacun : ainsi le diamètre d'un cheveu semblera plus petit ou plus grand à tel observateur qu'à tel autre, quoiqu'ils emploient les mêmes lentilles. J'ai donc fait dessiner les animalcules avec un grossissement d'environ 3oo fois, et dans les proportions qui sont *apparentes* à la plupart des observateurs.

Fig. 1. Du sperme humain avait été recueilli dans une capsule ; il s'était desséché à l'air libre. Dans cet état, j'ai râclé quelques points de la circonférence et du centre de la capsule. J'ai obtenu une poussière blanc-jaunâtre, qui, examinée au microscope avec un grossissement de 3oo fois, a présenté cette image. — *a a.* sont des fragmens de matière desséchée et de formes irrégulières ; *b.* cette partie était un peu humide ; elle s'est écrasée entre les lames de verre ; on n'aperçoit la forme d'aucun animalcule.

Fig. 2. Du sperme desséché comme le précédent a été étendu sur une lame de verre, et mis à macérer dans quelques gouttes d'eau distillée tiède. Au bout de cinq à six heures, cette lame de verre a été recouverte par une seconde. — *a a.* mucus non complètement dissous ; des animalcules y sont emprisonnés ; *b b.* animalcules engagés dans une couche très mince de mucus.

Fig. 3. La macération précédente a été traitée par l'alcool ; le mucus a été dissous par ce réactif, et les animalcules libres et isolés sont très apparens.

Fig. 4. Sperme recueilli depuis sept mois entre des lames de verre. — *a a a.* mucus desséché et réuni sous forme de bande ; *b b.* mucus pareillement desséché, mais moins abondant ; *c c c.* animalcules spermatiques.

Fig. 5. Mucus vaginal simple, recueilli chez une femme bien portante. — *a a.* mucus assez épais, crémeux ; *b b.* corps irrégulièrement ovalaires, ayant l'aspect de petites écailles. On n'observe dans ce mucus aucun animalcule, ni aucun corps présentant une forme analogue à celle des zoospermes.

Fig. 6. Un morceau de linge de tissu de fil, taché par du sperme et du mucus vaginal, aussitôt après l'acte du coït, a été mis à macérer pendant vingt-quatre heures dans de l'eau distillée tiède ; on a filtré le liquide de macération et examiné le dépôt resté sur le filtre. — *a a.* sont des brins de fil de lin ; *b b.* animalcules spermatiques. On peut remarquer un grand nombre de corps irréguliers qui ne sont autres que les écailles vaginales.

Fig. 7. Un morceau de tissu de coton, taché depuis trois ans par du sperme, a été mis à macérer dans l'eau distillée, et la macération filtrée a fourni un dépôt qui était chargé de matière graisseuse ; on a ajouté quelques gouttes d'eau éthérée qui a, dans certains points, complètement dégagé les animalcules spermatiques, et dans d'autres, a rendu visibles ceux qui étaient encore engagés dans le mucus. — *a a.* brins de coton ; *b b.* animalcules spermatiques.

Fig. 8. Mucus vaginal, recueilli entre deux lames de verre chez une femme, huit heures après l'acte du coït. L'examen fait reconnaître le mélange du mucus vaginal

simple et du mucus glutineux spermatique *aa*, qui tient
en suspension les animalcules *b b*.

Fig. 9. Une étoffe de soie tachée de sperme, n'avait présenté aucun des caractères de ce liquide par l'analyse
chimique. Une portion a été mise à macérer dans l'eau
distillée, traitée par l'ammoniaque faible, et l'examen
du dépôt resté sur le filtre a donné le résultat suivant :
— *aa*. brins de soie ; *b b*. animalcules spermatiques ;
c c. mucus non dissous, mais devenu transparent.

Fig. 10. Étoffe de laine traitée par l'alcool et la filtration.
— *a a a*. sont des brins de laine vus avec un grossissement de 300 fois ; *b b*. animalcules spermatiques grossis
d'environ 600 fois.

Fig. 11. Diamètre d'un cheveu de femme; le grossissement est de 250 fois environ.

L'échelle, de $\frac{15}{100}$ de millimètre a été dressée au moyen
d'un micromètre ajusté au microscope dont je me sers dans
mes expériences, et qui a été construit par M. Charles
Chevallier, si connu par la précision de ses instrumens
d'optique.

FIN.

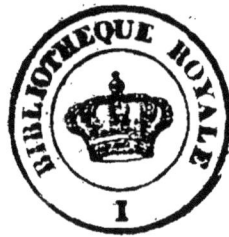

1

2

6

7

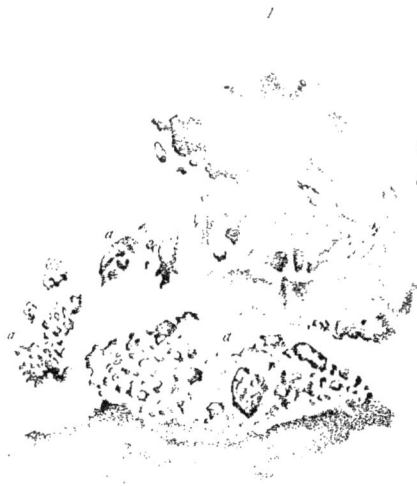

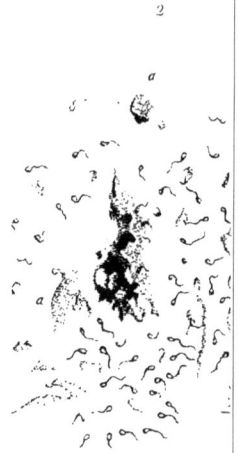

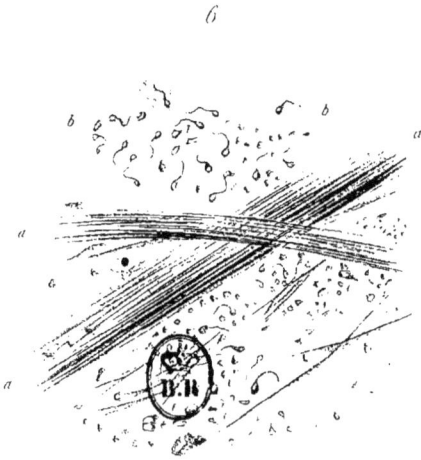

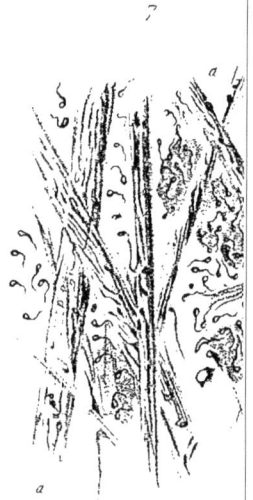

C. Schsiler del.

microscopique du Sperme desseché sur le linge.

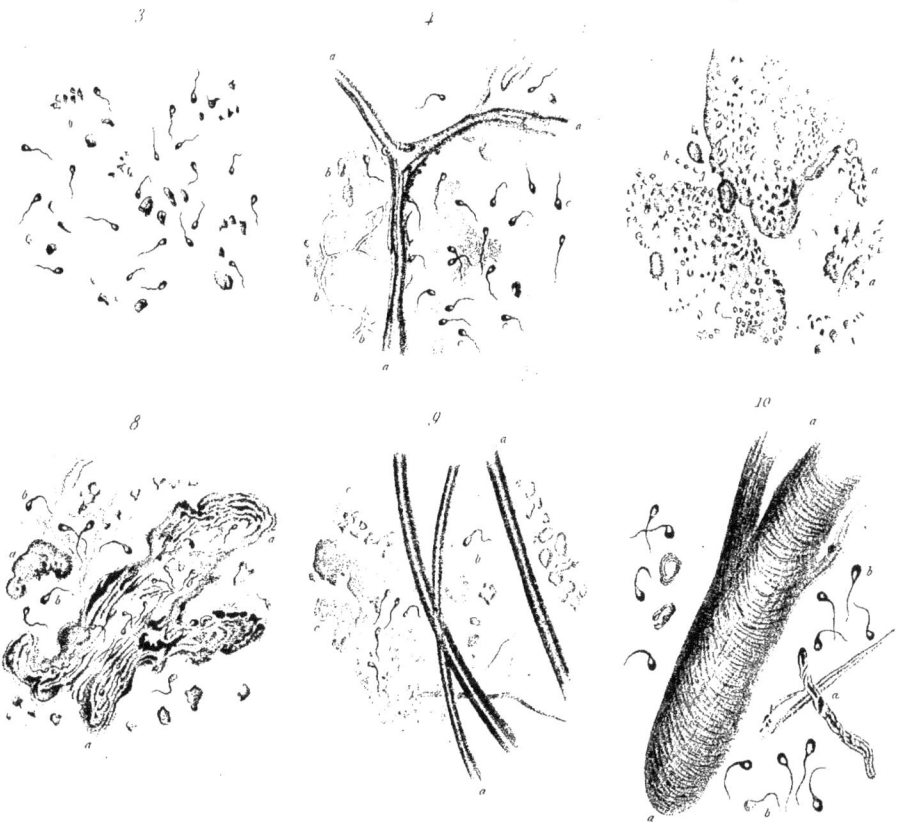

www.ingramcontent.com/pod-product-compliance
Lightning Source LLC
Chambersburg PA
CBHW050534210326
41520CB00012B/2574